RAPPORT GÉNÉRAL

SUR LE

SERVICE SANITAIRE

DANS LE CALVADOS

RAPPORT GÉNÉRAL

SUR LE

SERVICE SANITAIRE

DANS LE CALVADOS

PAR

M. J. ANNE

Vétérinaire à Caen, Chef du Service sanitaire.

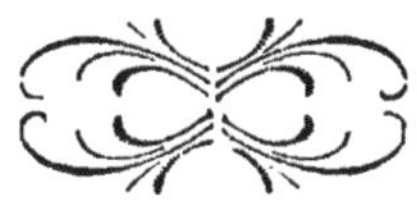

BAYEUX

IMPRIMERIE O. PAYAN

rue Royale.

—

1890

RAPPORT GÉNÉRAL

SUR LE

SERVICE SANITAIRE

DANS LE CALVADOS

(ANNÉE 1887)

Monsieur le Préfet,

La richesse de l'agriculture, dans le département dont le gouvernement de la République vous a confié l'administration, ressort principalement du mobilier vif qui se trouve dans chaque exploitation. C'est dire toute l'importance que peut et doit avoir l'exécution stricte et complète des mesures édictées par la loi de police sanitaire du 21 juillet 1881.

Dans les rapports annuels que j'ai eu l'honneur de vous adresser antérieurement, je vous ai rappelé l'organisation du service sanitaire et des épizooties à la tête desquels le suffrage de mes collègues m'avait appelé et dont, ratifiant leur choix, vous aviez bien voulu me confier la direction.

Au lendemain de la promulgation de la loi relative à la police sanitaire des animaux, le service des épizooties fut, comme vous le savez, organisé d'après les bases démocratiques, et suivant les conclusions admises par les divers congrès professionnels.

Chacun des 37 cantons du département fut attribué à un vétérinaire qui prenait le titre de *vétérinaire sanitaire*, et, selon le désir de la loi, la direction en fut donnée à un chef de service ou vétérinaire délégué. Vous avez bien voulu, Monsieur le Préfet, faire droit à ma demande, et, en considération de mes nombreuses occupations, désigner un vétérinaire pour me suppléer avec le titre de chef-adjoint du service sanitaire.

Dans la première séance qui suivit la promulgation de la loi du 21 juillet 1881, le Conseil général du Calvados admit d'emblée et à l'unanimité la mise à exécution de l'article 12, relatif à l'ingérance des empiriques dans les maladies contagieuses ; mais il repoussa l'article 39, ayant trait à l'inspection des foires et marchés.

A la session d'août 1883, où j'avais l'honneur de siéger pour la première fois, dans notre première Assemblée départementale, j'engageai votre prédécesseur, M. Monod, à revenir sur la question ; mais, malgré les arguments les plus décisifs que je pus invoquer, il me fut impossible de réunir la majorité. Je ne sais par quel courant mes collègues furent emportés, mais sans réfuter les raisons d'ordre supérieur que j'avais invoquées , le nombre fut contre moi. J'accueillis ma défaite avec un sourire , mais désolé au fond du cœur de ne pouvoir faire appliquer immédiatement, dans un département riche comme le nôtre et à la porte de l'Angleterre, une mesure que je considérais comme de la plus haute importance. Je prévoyais, à cette époque, les arguments de nos voisins contre les importations de notre bétail , et depuis cinq années , la Grande-Bretagne n'a pas cessé de nous dire qu'elle fermait ses portes à nos animaux de boucherie, parce que le service sanitaire n'était pas complètement organisé chez nous et que nos importations ne leur donnaient que des craintes.

Le Parlement, qui avait ajourné à six années, au gré des Conseils généraux , la mise en pratique des articles 12 et 39 de la loi, avait sans doute pensé que toutes les Assemblées départementales seraient guidées par un esprit d'intérêt public et que leur exécution aurait lieu à bref délai , partout où le nombre des vétérinaires était suffisant pour assurer le service.

Il nous a donc fallu attendre jusqu'au terme fixé par nos législateurs , c'est-à-dire que les six années fussent complètement écoulées.

Dans le rapport que j'avais l'honneur de vous adresser, l'année dernière , j'attirais spécialement votre attention sur cette partie de la question sanitaire, en vous priant de bien vouloir vous concerter avec les municipalités pour que le service d'inspection des foires et marchés fût organisé dans tout le département vers le 25 juillet 1887.

Vous avez bien voulu adresser à tous les Maires des communes où se tiennent des foires et marchés à bestiaux, une circulaire, pour les inviter à vous désigner, avant le 1er août 1887, le vétérinaire auquel ils auront confié la mission de surveiller ces réunions. Presque toutes les municipalités se sont empressées de vous répondre en vous désignant l'inspecteur dont elles avaient demandé le concours.

Aujourd'hui, le service d'inspection est organisé dans tout le département et est appelé à rendre, par son bon fonctionnement, tous les services que l'on est en droit d'en attendre. J'aurai, d'ailleurs, à revenir sur cette question, dans un chapitre spécial de ce rapport.

Les maladies contagieuses que le service sanitaire a eu à combattre pendant l'année 1887 sont : le charbon bactérien et le charbon bactéridien, la morve, le farcin, la rage, la péripneumonie contagieuse. Fort heureusement, la population bovine de notre département a encore échappé, cette année, à l'épizootie de fièvre aphteuse qui, périodiquement, vient s'abattre sur notre bétail.

Chaque vétérinaire sanitaire doit agir dans une circonscription parfaitement déterminée et formée par un canton. Les 37 cantons du département du Calvados sont répartis de la manière suivante, et le service sanitaire a été organisé par arrêté préfectoral en date du 22 septembre 1882.

(Suit le tableau.)

Dans l'état de son organisation actuelle, le service

est-il en mesure de parer aux éventualités d'une épizootie grave ? Sans affirmer que tout est pour le mieux, je pense qu'il pourrait enrayer la marche envahissante des maladies contagieuses les plus redoutables et parer aux éventualités les plus pressantes. Et si, à l'heure présente, il reste quelques *desiderata,* je compte bien qu'ils disparaîtront peu à peu, n'ayant pour guide, avec le ferme désir d'arriver à bonne fin, que les principes dont je me suis inspiré en en acceptant la direction.

Par votre circulaire en date du 5 janvier dernier, vous avez demandé à chacun des vétérinaires sanitaires, un rapport spécial concernant les maladies contagieuses qu'il a dû observer dans le rayon de sa clientèle ou dans le canton qu'il doit desservir.

Vous m'avez fait parvenir les quelques documents qui vous ont été adressés, avec les relevés statistiques des pertes et dommages causés par les épizooties ; mais les renseignements, qui sont pour la plupart très sommaires et souvent fort incomplets, me semblent ne pouvoir remplir le but que M. le Ministre s'est proposé, et il me paraît impossible d'établir ainsi une statistique exacte.

Il résulte des divers documents qui m'ont été transmis dans le courant de l'année 1887, que des maladies contagieuses ont été observées dans 14 cantons seulement.

Comparant les relevés des diverses maladies contagieuses que les agents du service sanitaire ont bien voulu dresser pour vous les faire parvenir, je vois que la morve a, cette année encore, fourni le plus fort contingent. Viennent ensuite , par ordre d'importance : le *charbon bactérien* et le *charbon bactéridien*, la *péripneumonie* et la *rage.*

Morve.

De toutes les maladies contagieuses, il n'est pas douteux que c'est celle qui occupe le premier rang, tant au point de vue de sa gravité que des dangers qu'elle fait courir à notre remarquable espèce chevaline et même aux personnes qui sont chargées de lui donner des soins.

Pendant l'année 1887, la morve a sévi dans les arrondissements de Bayeux, Caen et Lisieux, mais le nombre des victimes qu'elle a faites a été beaucoup moins considérable que les années précédentes, et j'attribue ce résultat à l'activité déployée par les agents du service sanitaire dans l'exercice de leurs fonctions.

C'est dans la commune de Condé-sur-Ifs que fut observé le premier cas de morve en 1887. Le 7 janvier, M. Brunet, vétérinaire à Mézidon , vous signalait une écurie suspecte et demandait une visite de contrôle. Je m'y rendis immédiatement et procédai, avec mon collègue, à l'examen des animaux suspects. C'était chez un cultivateur, nommé Eugène Desmonts: deux chevaux reconnus morveux furent abattus et l'autopsie vint confirmer notre diagnostic. Les autres chevaux, qui avaient été contaminés, furent séquestrés. Toutes les mesures sanitaires furent rigoureusement appliquées, et l'épizootie fut enrayée du premier coup : aucun autre animal ne contracta la maladie.

Dans le même mois, un cheval du sieur Poisson, aubergiste à Bretteville-l'Orgueilleuse, chez lequel la maladie avait régné antérieurement, fut reconnu atteint et abattu immédiatement. La stricte application des mesures prophylactiques a donné, là aussi, les meilleurs résultats.

Dans le mois de février, nous avons fait continuer la surveillance de l'écurie du sieur Adeline, cultivateur au Manoir, qui avait présenté, au dépôt de remonte de Caen, une jument suspecte de morve. J'ai moi-même fait quelques visites, mais après un certain laps de temps, j'ai dû reconnaître que toute crainte avait disparu.

C'est de là même que je constatais la morve chronique sur deux chevaux appartenant aux héritiers du sieur Biot, en son vivant cultivateur à Hérouvillette; chez M. Stadel, négociant à Caen, rue de l'Oratoire, et dans les écuries du sieur Renouf, marchand boucher, demeurant à Caen, rue Vilaine. Là aussi, les mesures sanitaires ont reçu leur complète exécution, et donné les meilleurs résultats, puisque l'abatage des sujets a mis fin à l'épizootie.

Au mois de mars, M. Leneveu, vétérinaire à La Cambe, nous signalait un cas de farcin dans la commune d'Englesqueville, et demandait l'avis du vétérinaire délégué. Lors d'une visite dans laquelle nous avons accompagné notre collègue, nous avons constaté sur une jument une diathèse farcino-morveuse très caractérisée. La bête, qui faisait le service extérieur de la ferme, avait, sans doute, contracté le germe de la maladie dans les écuries d'auberge aux jours de foires et marchés : elle fut abattue séance tenante, et aucun fait de contagion ne s'est produit.

Pendant les mois d'avril et mai, je fus appelé moi-même à constater, dans deux communes du canton de Bourguébus, Fontenay-le-Marmion et Saint-Martin-de-Fontenay, deux cas de morve isolés sur des chevaux appartenant à des personnes qui fréquentent les marchés. La cause était la même que précédemment, la contagion par les écuries d'auberge, et comme les animaux se trouvaient isolés, les pertes se bornèrent au seul sujet atteint.

Le cas le plus grave qui se soit produit en 1887, a été constaté dans les écuries de M. Lemarchand, Eugène, propriétaire à Thiéville, près Saint-Pierre-sur-Dives, arrondissement de Lisieux. Nous nous sommes trouvés en présence d'un foyer considérable et d'autant plus difficile à combattre que nous avions à lutter non seulement contre la maladie, mais aussi contre les préjugés du propriétaire et même son manque de franchise. En peu de temps, nous avons triomphé de l'épizootie redoutable et même de certaines erreurs dont avait été imbu M. Lemarchand, maire de la commune. Le résultat obtenu fait le plus grand honneur à mon collègue, M. Brunet, chef-adjoint du service sanitaire.

Le 29 septembre , M. Gallier, vétérinaire sanitaire, inspecteur des foires et marchés de la ville de
Caen, procédait à la visite des chevaux amenés sur le
champ de foire des Fossés-Saint-Julien , quand il
s'aperçut qu'une jument, exposée en vente par un
sieur Thomas Jeanne, loueur à Cabourg, présentait des
symptômes inquiétants. Il la fit sortir du rang , pour
mieux l'examiner, et déclara qu'elle était atteinte de la
morve. Conduite au clos d'équarrissage du Mottet
d'Argences, l'autopsie fut pratiquée en ma présence,
et il nous fut permis de constater les lésions d'une
morve chronique, remontant à plusieurs mois.

L'écurie du sieur Thomas Jeanne fut placée sous la
surveillance de M. Valette, vétérinaire sanitaire du canton de Troarn qui, quelques jours après , constatait
un nouveau cas sur un cheval qu'il fit abattre. La
séquestration de douze autres chevaux contaminés
eut lieu pendant soixante jours, à l'expiration desquels
je fis une visite et vous demandai de lever l'arrêté
portant déclaration d'infection.

A Frenouville, à Cintheaux , j'ai été appelé moi-
même à constater , deux cas de morve dans des
exploitations agricoles. Là encore, les mesures sanitaires ont été appliquées et ont donné les meilleurs
résultats. Il semblerait que , dans ces circonstances,
la maladie serait venue comme pour donner un for-
mel démenti aux théories contagionistes, qui n'ad-
mettent jamais l'évolution de la maladie sans con-
tage. A Frenouville comme à Cintheaux, les faits se
sont passés identiquement de la même façon. Dans

l'une et l'autre ferme, les poulains ont été atteints d'une diathèse gourmeuse, qui s'est propagée aux chevaux de 2 et 3 ans et a fini par envahir toute l'écurie.

Deux mois après, la gourme avait disparu : tous les animaux paraissaient en bonne santé, à l'exception d'un seul qui restait atteint de jetage chronique des deux côtés, sans glandage ni chancre. Ce cheval fut isolé, mis en observation, bien nourri, bien soigné, et, après deux mois de traitement, je constatais les symptômes de la morve chronique : l'abatage eut lieu et l'autopsie nous a révélé toutes les lésions de cette maladie. Et cependant, ces chevaux n'avaient jamais quitté la ferme où ils travaillaient à la charrue avec leurs camarades, et jamais, de mémoire d'homme, la morve n'avait été constatée dans cette exploitation. Comment expliquer ces faits, quelle foi doit-on ajouter à cette spontanéité apparente ? Faut-il revenir aux théories d'antan, aux séduisantes leçons du passé dans lesquelles le grand maître H. Bouley nous parlait du cheval générateur de la morve et du chien générateur de la rage ?

Je laisse à d'autres le soin de traiter et d'élucider ces questions, me renfermant exclusivement dans le rôle qui m'est dévolu. Constater les maladies partout où je les rencontre et où elles me sont signalées, en faisant appliquer strictement les lois de police sanitaire, telle est la mission qui m'est confiée, et que je m'efforce de remplir au mieux des intérêts publics.

J'ai l'honneur de placer sous vos yeux le tableau

complet des cas de morve qui ont été constatés dans notre département pendant l'année 1887, avec les noms des communes dans lesquelles elle a sévi et le chiffre des pertes qu'elle a occasionnées.

Rage.

Comme les années précédentes, cette maladie a été observée sur différents points de notre département, mais nous n'avons eu à déplorer aucun accident.

A part les cas que j'ai eu l'honneur de vous signaler moi-même et que j'ai pu sérieusement étudier, nous avons quelques rapports sur des cas de rage et notamment de MM. Brunet, de Mézidon ; Fraudin, de Dozulé ; Halley, d'Evrecy, et Rabâche, de Condé-sur-Noireau.

Il est certain que cette épizootie a été moins répandue, en 1887, que pendant les années précédentes.

A quoi faut-il attribuer ce résultat ? Serait-ce à la stricte exécution, par les municipalités, de toutes les mesures de rigueur édictées par la loi ? Serait-ce aux précautions prises et inspirées par la terreur salutaire que donne cette terrible maladie ? Je ne le pense pas, et j'en expliquerai les raisons plus loin. Mais la rage n'échappe pas à cette particularité qui est commune à toutes les épizooties, c'est l'intermittence dans l'apparition. Et d'ailleurs, la grande cause, sinon la seule, de la propagation de la maladie, n'est-elle pas dans la contagion ?

Dans tout le département du Calvados , 19 chiens et un chat seulement ont été abattus comme enragés, et encore la maladie n'a été reconnue que sur douze, car les cas signalés à Bricqueville, par M. Bertin ; à Beuzeval et à Beuvron , par M. Fraudin , et à Basseneville , par M. Valette , ne se rapportent à cette maladie que comme suspicion. Il s'agit d'animaux abattus comme suspects, sur lesquels la maladie n'a pas été constatée après l'autopsie. En réalité , le service sanitaire a constaté la rage sur douze chiens , un chat et deux vaches.

Dans la ville de Caen, sept chiens ont été abattus, atteints de rage bien confirmée, mais il n'y a eu aucun accident de personne à déplorer.

A Baron, canton d'Evrecy, notre collègue, M. Halley, a été appelé à constater la maladie sur un chat appartenant à un propriétaire de la commune. Cet animal, doux et très familier, vint tout à coup à présenter des symptômes bizarres ; il était surexcité par moments, et triste dans d'autres. Pris d'un accès de fureur, il sautait aux fenêtres comme pour saisir un objet imaginaire. Conduit chez le vétérinaire d'Evrecy, il renouvela ces scènes de fureur et fut abattu séance tenante, mais fort heureusement il n'avait mordu personne.

Les deux cas de rage sur l'espèce bovine, qui ont présenté une certaine gravité et qui eussent pu causer de terribles désastres , ont été constatés dans la commune de Condé-sur-Noireau, par M. Rabâche.

Chargé par M. le Ministre de l'Agriculture de la

délicate mission de juger les concurrents à la prime
d'honneur et aux prix culturaux du département de
l'Orne, pour 1888, je ne pus me rendre à votre invi-
tation, et je priai M. Brunet, chef adjoint du service
sanitaire, de bien vouloir me remplacer. Il s'exprime ainsi pour rendre compte de sa visite :

« Le 25 juin dernier, remplaçant M. Anne empê-
ché, je me suis rendu à Proussy, pour constater
l'état d'une vache présumée atteinte de rage, et d'une
autre qui présentait quelques symptômes faisant
redouter l'apparition du même mal. La propriétaire,
Madame veuve Gautier, avait eu un chien de chaîne,
propre également à la garde des herbages, qui s'était
échappé de chez elle et avait mordu beaucoup d'animaux de son espèce, dans les communes de Proussy
et Pontécoulant, où il fut abattu comme enragé.
Mme Gautier s'étant rappelée que, la veille du jour
où le chien s'était échappé, il s'était plusieurs fois
jeté à mordre ses vaches, les fit examiner par M. Rabâche qui, ne trouvant pas sur elles la moindre
morsure, la rassura complètement. Mais l'inoculation avait eu lieu cependant, car, lors de mon arrivée,
la vache que j'étais appelé à voir n'était pas seulement suspecte, elle était, sans aucun doute, atteinte
de la terrible maladie. Enfermée dans une étable, liée
à double chaîne, la vache avait de véritables accès
rabiques, malgré la tendance à la paralysie posté-
rieure, qui la rendait moins dangereuse. Elle avait
la bouche écumante, les yeux fixes et pleins de sang ;
elle refusait de manger et boire, poussait de temps

à autre des rugissements rauques et voilés, surtout quand on approchait d'elle et qu'on lui présentait un chien. Le lendemain de ma visite, la vache succombait.

Mais, dans une autre étable, une seconde vache avait cessé brusquement de donner du lait et ne mangeait que par caprice. Elle tombait sur le train postérieur, lorsqu'on lui pinçait fortement les reins. Les yeux étaient fauves et hagards, mais elle n'essayait encore ni de mordre ni de heurter comme faisait l'autre. Quoique légèrement en contradiction avec mon confrère, qui faisait quelques réserves, j'affirmai que cette seconde vache était également enragée, et je la fis solidement attacher pour que la surveillance pût se faire sans danger. La femme et la fille Gautier paraissaient assez affectées, mais le fils, un jeune homme de 18 ans, était absolument attéré, parce que les jours précédents, tous les trois avaient bu du lait de la vache enragée. Le jeune Gautier eut même, devant moi, un accès rabiforme. Il avait des mouvements cloniques, des convulsions saccadées, des claquements de dents et poussait des cris qui avaient l'apparence de hurlements ; la nuit, paraît-il, c'était pis encore. Il avait des hallucinations, il fallait le garder. J'essayai de lui remonter le moral et le conduisis, avec moi, à l'étable de la première vache, celle prise de la maladie sans conteste aucune, et je tirai du lait devant lui et le bus. Ce fait, peut-être trop téméraire, parut singulièrement le rassurer.

Le 9 juillet, je retournai à Proussy et, cette fois,

il n'y avait plus de doute possible, la seconde vache mourait devant moi de la rage : elle était paralysée depuis trois jours. J'ai appris depuis que, chez le jeune Gautier, les hallucinations continuant, la mère et la fille s'affectant à leur tour, le médecin de la famille conseilla de les envoyer tous trois à la clinique de M. Pasteur. »

Il est certain que cette observation a un grand intérêt ; et si les pertes causées par le chien de la veuve Gautier ont été limitées aux deux seules vaches, il n'en a pas été de même pour les animaux de l'espèce canine, car M. Rabâche nous a dit que plus de 30 chiens mordus dans les communes de Proussy et Pontécoulant, avaient été sacrifiés comme suspects de rage.

Fort heureusement aucun cas de rage n'a été signalé sur des personnes dans les diverses parties du département, et toute la famille Gautier, qui n'avait été saisie que par la peur, est aujourd'hui en parfaite santé.

Les mesures sanitaires qui sont mises en application dans les grands centres doivent donner les meilleurs résultats, et si depuis quelques années la ville de Caen est assez heureuse pour ne pas enregistrer des pertes occasionnées par cette terrible maladie, c'est sans doute grâce à la stricte application du règlement d'administration publique. Il faut remarquer aussi que le nombre des chiens saisis sur la voie publique a été considérable, et nous pensons que la divagation, dans les rues de certaines villes, de toute la gent canine qui se livre aux ébats les plus variés, est une des causes les plus efficaces du développement de la rage : et il est à désirer que *partout,* les chiens qui ne porteront pas de collier réglementaire, c'est-à-dire avec le nom et l'adresse du propriétaire, soient arrêtés et déposés en fourrière, comme cela se passe dans notre ville.

Toutefois nous sommes heureux de constater, en terminant ce chapitre, un véritable progrès de la part des municipalités, relativement à l'application des mesures prophylactiques de la rage.

Charbon bactérien.

Le charbon bactérien, emphysémateux ou symptomatique, est une des maladies contagieuses qui constitue le fléau le plus redoutable pour le bétail de notre département.

Les relevés statistiques qui accusent une perte réelle de près de 15,000 fr. par suite de cette épizootie, sont bien loin de la vérité, puisque tous les vétérinaires sanitaires sont d'accord pour nous affirmer que, dans la plupart des cas, aucune déclaration n'est faite par les propriétaires qui considèrent cette maladie comme incurable et contre laquelle il n'y a rien à faire.

Comme je l'ai indiqué les années précédentes, cette maladie semble revenir périodiquement dans les mêmes exploitations agricoles, et d'après MM. Rault (de Bény-Bocage), et Brunet (de Mézidon), qui, en 1887, en ont observé le plus grand nombre de cas, c'est surtout aux mois de novembre et d'avril qu'elle apparaît avec la plus grande intensité. Elle attaque exclusivement les jeunes veaux de six à dix-huit mois et me paraît peu contagieuse par simple contact aux autres bovidés de la ferme.

Je ne saurais trop insister auprès de mes confrères qui observent le charbon bactérien pour les engager à pratiquer l'inoculation. Dans toutes les circonstances où il m'a été permis d'user de cette mesure préventive, je n'ai eu qu'à me louer des résultats que j'ai obtenus ; et je constate avec un réel plaisir que je n'ai pas été seul à obtenir des résultats que je qualifie de merveilleux, car mon collègue, M. Brunet, dit avoir usé de ce moyen, avec le plus grand succès, sur plus de 600 têtes de bétail, à l'heure actuelle.

Le charbon symptomatique est une des maladies pour lesquelles on fait rarement la déclaration, et je dois faire observer qu'il y a de ce côté un oubli très regrettable. Les cultivateurs se contentent le plus souvent d'enfouir les cadavres des animaux morts à une profondeur de $1^m 20$ ou $1^m 30$ sans se douter que les sporules charbonneuses se conservent longtemps et sont ramenées à la surface du sol par les vers de terre.

Pour dissiper les craintes que pourrait engendrer la pratique de l'inoculation ou vaccination, il me suffira de citer l'exemple de l'un de mes collègues qui se livre à l'élevage pour son compte personnel

et qui, confiant dans un procédé qui lui a constamment réussi, l'emploie depuis un certain nombre
d'années sur ses élèves sans en perdre un seul alors
qu'auparavant le charbon bactérien faisait chez lui
au moins trois victimes sur dix.

Charbon bactéridien.

La fièvre charbonneuse s'est manifestée, en 1887,
sur divers points du département, surtout dans six
communes dont quatre appartiennent au canton de
Bourguébus. Elle est d'ailleurs toujours plus rare
chez nous que le charbon emphysémateux.

Les divers cas que j'ai observés moi-même dans
les communes de Airan, Soliers, Clinchamps-sur-
Orne et Rocquancourt ont été combattus avec succès,
dès leur évolution, par l'inoculation de tous les
bovidés des exploitations agricoles dans lesquelles
la maladie a été constatée. A la suite de cette opéra-
tion, je n'ai pas eu un seul accident à déplorer et
l'épizootie a comme par enchantement cessé ses
ravages.

A Coudray-Rabut, arrondissement de Pont-
l'Evêque, le charbon bactéridien a fait son apparition
dans une ferme où, de mémoire d'homme, on n'a
pas souvenance d'accidents analogues. C'est M. Boulier, vétérinaire à Lisieux, qui, appelé par MM. Tranchant et Lebourgeois, propriétaires-herbagers, a
constaté la maladie et s'exprime ainsi à ce sujet :

« Au mois de mai, ayant été requis par MM. Tranchant fils et Lebourgeois, éleveurs-herbagers à Coudray-Rabut, arrondissement de Pont-l'Evêque, pour examiner des bœufs morts successivement en quelques jours, j'ai eu à constater la présence du charbon bactéridien déterminé par la présence dans le sang du *bacillus anthracis*, ainsi que me l'a démontré l'examen microscopique du sang, et son inoculation à deux lapins qui sont morts, l'un 12 heures, l'autre 14 heures après l'inoculation, permettant d'observer l'altération profonde produite dans toute l'économie par le microbe que j'ai pu étudier avec le concours de M. Guérin, pharmacien-chimiste, expert assermenté près notre tribunal de première instance, après avoir prescrit la séquestration des animaux contaminés et conseillé de faire immédiatement la déclaration au maire de la commune de Coudray. J'ai averti ensuite M. Anne, chef du service sanitaire, en l'informant de mon désir de pratiquer l'inoculation avec du virus atténué, mesure à laquelle, après leur en avoir démontré l'efficacité, se sont prêtés de bonne grâce, les propriétaires des animaux ayant cohabité avec les malades.

« Avant la réception du premier vaccin, un bœuf est mort chez M. Tranchant; le sang de l'animal, que j'ai pu recueillir au moment de la mort, pris aux artères coccygiennes, et que nous avons examiné sur le champ du microscope, maintenu à la température à laquelle il avait été recueilli, nous a donné la plus belle préparation baccigène qu'il soit possible d'examiner. Aussi, l'avons-nous conservée. Une première inoculation, avec le premier vaccin, a été pratiquée le 19 mai, chez M. Tranchant, sur 14 bœufs, 3 veaux et 12 moutons métis-mérinos ; chez M. Lebourgeois, sur 37 bœufs et une vache. Les inoculations sur les bœufs et veaux ont été pratiquées au pli de l'épaule gauche, à dix centimètres au-dessus du coude ; celles faites avec les moutons, au plat des cuisses droites. Douze jours après, le 31 mai, les deuxièmes vaccinations, avec le virus plus fort, ont été pratiquées sur les bœufs aux épaules droites, et sur les moutons, au plat des cuisses gauches. Plus tard, le séquestre a été levé par M. le maire de la commune, et aucun animal n'a été victime de ces vaccinations. J'ai pratiqué depuis chez M. Tranchant, aux dates des 19 juin et 12 juillet, de nouvelles vaccinations de virus charbonneux atténué, et je n'ai eu à déplorer aucune perte.

« Je me suis étendu, dit M. Boulier, un peu longuement sur ces faits, car les résultats heureux que j'ai obtenus pour enrayer la marche si rapide du charbon bactéridien par inoculation, est le moyen prophylactique qui devrait être prescrit d'une manière obligatoire quand la maladie est sûrement reconnue sur un point quelconque du territoire de la France. »

L'observation de notre confrère de Lisieux est d'un enseignement très utile, notamment au point de vue de la vaccination. Depuis fort longtemps, je suis l'un des apôtres de cette méthode préventive, que j'ai moi-même toujours employée avec succès, et dont j'ai décrit souvent le manuel opératoire et les resultats obtenus. Puisse ce nouvel exemple encourager tous les vétérinaires à pratiquer la vaccination du virus charbonneux, qu'il soit bactérien ou bactéridien, toutes les fois qu'ils auront à combattre ce fléau.

Dans tous les cas de mort, par suite de maladies charbonneuses, il est un vieil usage qu'il faut répudier comme néfaste, c'est l'enfouissement des cadavres. Il est accrédité dans nos campagnes, depuis un temps immémorial, que, pour détruire le germe de la contagion, les débris d'animaux morts du charbon doivent être enfouis à une certaine profondeur. J'ai démontré, ailleurs, combien est funeste cette façon d'agir, et l'on doit *toujours,* autant que faire se peut, porter les cadavres charbonneux à la chaudière de l'équarrisseur, ou du moins pratiquer l'enfouissement dans un endroit isolé, où le bétail ne pâture pas et brûler souvent et pendant plusieurs années l'herbe qui croît sur les fosses.

Péripneumonie contagieuse.

Pour cette maladie qui a surtout été combattue, pendant mon absence, par le chef adjoint du service sanitaire, et que je n'ai pas vue dans tous les cas et à toutes les périodes, je laisse la parole à M. Brunet, de Mézidon, qui, dans diverses circonstances, a été chargé de me suppléer.

« Avant 1882, si la péripneumonie contagieuse a fait son apparition dans le Calvados, elle n'y a jamais été signalée, ni reconnue officiellement. A cette époque, j'ai le premier déclaré son existence à Mesnil-Mauger, où elle a occasionné de grandes pertes, grâce à l'incurie de certains propriétaires eux-mêmes, et à la complicité coupable des empiriques et sorciers de la région.

« En 1886, cette maladie fit irruption à Saint-Manvieu, près Caen, où j'aidai à la combattre. Des recherches auxquelles je me suis livré pour trouver la cause occasionnelle de ces épizooties, il résulte clairement qu'elles provenaient du marché de la Villette, ainsi que je l'ai démontré dans maints rapports antérieurs. Moins heureux pour l'invasion nouvelle que j'ai à rapporter cette année, je n'ai pu remonter à la source originelle en dépit des renseignements que j'ai recueillis partout et des recherches personnelles que j'ai faites, mais je ne crois pas m'aventurer en affirmant une fois encore que l'épizootie de Croissanville, du Mesnil d'Argences et de Saint-Aignan-de-Cramesnil provient d'un foyer commun, et qu'elle a pour point de départ l'achat ou le retour d'un bœuf ou d'une vache ayant paru sur le marché de la Villette. Il y a plus de 15 ans que je le proclame, et tant que l'on n'aura pas admis en principe absolu que ce marché, foyer de toutes les contagions, doit être exclusivement réservé aux animaux de boucherie qui subiront une marque spéciale à l'oreille ou à l'épaule, s'ils doivent être tués en province dans un délai restreint, sans avoir de contact avec d'autres bestiaux qui n'ont pas la même

destination, soit dans les pâturages , soit à l'étable ,
et, tant que l'on n'aura pas remédié à cet état de
choses contre lequel je ne cesse de protester avec un
grand nombre de vétérinaires et de sociétés d'agriculture de province , nous serons constamment me-
nacés d'une nouvelle invasion de péripneumonie et
même d'autres maladies plus dangereuses, telles que
la peste bovine et la clavelée ovine.

« Dans les derniers jours de juin 1887 , je cons -
tatai l'existence de la péripneumonie à Croissanville,
chez M. Edouard Scelles, cultivateur. L'herbage où
la première vache à lait fut prise du mal n'est séparé
que par une petite route des pâturages affermés au
sieur Mathon, chez lequel un cas de cette maladie
apparut quelques jours plus tard. Jusqu'à présent, il
n'est que trop devenu une coutume dans le Calvados,
sans s'inquiéter de la nature de la maladie, d'expédier
immédiatement, pour la boucherie de Paris, par l'une
des gares du réseau de l'Ouest , soit vivante , soit en
viande faite, toute bête bovine atteinte d'un mal
supposé long et incurable.

« Sans avoir pu trouver le foyer primitif de la péripneumonie, il est à présumer qu'un animal, sous le
coup de la maladie , a été transporté, vivant ou
abattu, à la gare de Mézidon, par cette route qui est
le débouché le plus direct de la contrée de Beuvron
et de Dozulé, où, soit à tort, soit à raison , l'on a dit
plusieurs fois qu'il y avait eu des cas de péripneumonie. Quoiqu'il en soit, le mal eût sévi avec intensité dans ce pays d'herbages, comme Croissanville,

si nous n'avions, M. Anne et moi, fait abattre immédiatement les bêtes malades et inoculé toutes les
bêtes contaminées. Scelles, avant la déclaration,
avait déjà perdu un veau ; deux bêtes malades ont
été tuées et dix-sept ont été inoculées. Mathon, lui,
n'a perdu qu'une vache que nous avons fait abattre ;
et les douze que nous avons vaccinées chez lui sont
restées bien portantes.

« La déclaration d'infection venait d'être levée à
Croissanville, que la péripneumonie contagieuse
éclatait à Argences, hameau du Mesnil, chez le sieur
Jean-Pierre, où une génisse, âgée de deux ans et
demi, a été abattue malade, le 30 octobre dernier,
et une autre génisse et une vache ont été vaccinées.
Le 18 décembre, cette seconde génisse mourait des
suites de l'inoculation. Quoique la maladie n'ait été
révélée à Argences que deux mois après qu'elle était
éteinte à Croissanville, rien ne prouve que les pre-
miers cas de contagion ne doivent pas être attribués
à la région d'Argences. Ainsi, il est certain que
deux mois auparavant, Jean-Pierre avait perdu une
vache d'une affection tout-à-fait analogue à celle dont
les autres ont été atteintes. Ces animaux étaient en
pâturage dans la commune de Saint-Pierre-du-
Jonquet, d'où la première vache malade que nous
n'avons pas vue, et la première génisse que nous
avons abattue sont successivement revenues malades.
Nous avons appris, par les recherches auxquelles,
M. Valette, de Troarn, et moi, nous nous sommes
livrés, qu'un éleveur de la plaine de Caen, M. Lecoq,

avait eu, vers le mois de juillet, un bœuf malade dans une pièce voisine de celle où étaient les bestiaux du sieur Jean-Pierre, et que ce bœuf mort a été conduit par l'équarrisseur de Bavent au clos du Mottet d'Argences à Caen, et qu'enfin cet équarrisseur a affirmé que l'animal était mort d'une maladie de poitrine. Un autre propriétaire, M. Leperreux, adjoint au maire d'Argences, aurait perdu, vers la même époque, une génisse qui était en pâture dans le même pays, laquelle, selon les uns, aurait été enlevée par l'équarrisseur, et selon les autres, aurait été enfouie sur place. Mais, dans tout cela, il y a eu quelque chose de mystérieux, parce que le gardien d'herbages n'a pas toujours donné les mêmes renseignements que le propriétaire. J'ai la conviction que le foyer de Croissanville et celui d'Argences se sont alimentés à la même source.

« Il en est de même pour Saint-Aignan-de-Cramesnil où, le 19 décembre, M. Anne et moi, nous constations l'apparition de la maladie sur l'unique vache d'une veuve Chéruel. Cette dame faisait pâturer du matin au soir, sur la route d'Argences, la vache que nous avons abattue. Or, j'ai dit qu'un cultivateur de la plaine, le sieur Lecoq, de Cintheaux, a perdu au moins un animal de la péripneumonie à Saint-Pierre-du-Jonquet ; s'il a ramené chez lui d'autres bestiaux malades, c'est par la route de Saint-Aignan qu'il a dû passer. De là, la contagion dans cette commune où le mal a été immédiatement arrêté.

« En somme, pour cette année voici le bilan de la péripneumonie dans le Calvados :

CANTONS	COMMUNES	PROPRIÉTAIR^{es}	ABATTUS	INOCULÉS	MORTS D'INOCULATION	MORTS DE MALADIE
Mézidon	Croissanville	Scelles	2	17	—	1
Id.	Id.	Mathon	1	12	—	—
Troarn	Argences	Jean Pierre	1	2	1	1
Bourguébus	St-Aignan	Vve Chesnel	1	—	—	—

Comme vous le voyez, Monsieur le Préfet, les pertes occasionnées par la péripneumonie ont été relativement peu importantes, en raison surtout du nombre et de l'importance des foyers où cette maladie a fait son apparition.

Nous attribuons les résultats obtenus à la prompte et stricte exécution de toutes les mesures sanitaires que nous avons cru devoir prendre dans ces graves circonstances, et nous sommes heureux de constater que nous n'avons pas rencontré la moindre résistance de la part des propriétaires.

Autres maladies contagieuses.

Outre les maladies contagieuses qui ont été comprises dans la loi de police sanitaire des animaux, il en est qui, chaque année, causent les plus grandes pertes à notre agriculture en s'attaquant à notre belle espèce chevaline. J'ai désigné la gourme et la fièvre typhoïde du cheval.

Malgré le vote presque unanime des membres du Congrès sanitaire de Paris, en 1885, qui avaient, sur notre proposition, émis un vœu tendant à faire admettre la fièvre typhoïde du cheval au nombre des maladies contagieuses, visées par la loi, les pouvoirs publics n'ont pas encore donné à ce *desideratum* la satisfaction du fait accompli. Nous le regrettons d'autant plus qu'aujourd'hui la nature éminemment contagieuse de cette maladie ne fait doute pour personne, et que les pertes qu'elle occasionne, chaque année, sont considérables.

Les caractères protéiformes que revêtent ces deux affections et la marche toujours insidieuse qu'elles suivent en font des fléaux redoutables pour notre agriculture.

La fièvre typhoïde du cheval existe en ce moment dans les écuries de l'un de nos principaux éleveurs et s'attaque à des poulinières de grand prix ; elle revêt un caractère d'acuité qui nous fait craindre des pertes considérables.

Il serait donc à désirer que l'Administration pût intervenir pour cette maladie contagieuse et que l'application de mesures sanitaires énergiques pût enrayer la marche et la propagation des épizooties.

Inspection des Foires et Marchés.

Comme je l'ai constaté, au début de ce rapport,

l'organisation que vous avez bien voulu imposer aux municipalités, en vue de l'inspection des foires et marchés est complète, et aujourd'hui, toutes les réunions de ce genre reçoivent la visite d'un vétérinaire.

Vous avez bien voulu me transmettre les *desiderata* de quelques-uns de nos collègues, qui signalaient à votre attention, des marchés qui ne sont pas inspectés. J'ai eu l'honneur de vous adresser un rapport spécial relatif à cette question, et dans lequel je concluais que toutes foires ou tous marchés, où l'on amène du gros bétail, doivent avoir un inspecteur ; mais que les marchés sur lesquels on expose seulement de la volaille et des porcs, peuvent être affranchis du contrôle sanitaire, tant qu'une épizootie ne sévira pas sur ces espèces. Et, en effet, qu'arriverait-il dans certains cas ? c'est que les honoraires du vétérinaire dépasseraient la somme perçue pour la taxe du terrage et la municipalité aurait tout avantage à fermer son marché ; il ne faut pas, d'ailleurs, que l'exécution de la loi soit trop onéreuse et, par le fait, vexatoire : car le but ne serait pas atteint.

Il va sans dire, toutefois, que lors d'une apparition d'une épizootie de fièvre aphteuse, l'inspection aurait lieu partout où se réuniraient des agents de transmission et de propagation.

Inspection des Clos d'équarrissage.

Les clos d'équarrissage doivent aussi subir le contrôle exigé par le règlement d'administration publique. Le vétérinaire sanitaire a le devoir de pratiquer l'inspection des établissements de ce genre compris dans le canton dont il est chargé. C'est là souvent que l'on puise les meilleurs renseignements pour la découverte du foyer primitif de certaines maladies contagieuses.

Il faut donc imposer à tous les propriétaires des chantiers d'équarrissage l'obligation d'avoir un registre sur lequel seraient inscrits tous les cadavres reçus avec les noms des propriétaires et la désignation de la maladie dont les animaux sont morts. Ce livre serait contresigné à chaque visite par le vétérinaire inspecteur et pourrait donner souvent les renseignements les plus utiles à la recherche de certaines maladies, et notamment de la morve.

Inspection des Abattoirs.

Il est regrettable que, dans notre département, où la fortune publique est considérable, les municipalités des grandes villes ne paraissent pas comprendre toute l'importance qui se rattache à l'application de cette mesure. Une seule ville, Lisieux, a un service d'inspection des viandes de boucherie, tandis que les autres paraissent montrer la plus grande indifférence pour l'application de cette mesure si importante ; car elle intéresse, au plus haut point, la santé publique. Aujourd'hui, que la contagion de la tuberculose ne fait plus de doute pour personne et qu'il est prouvé que cette terrible maladie se rencontre souvent sur des sujets ayant un haut degré d'embonpoint et présentant l'aspect d'un état général satisfaisant, il me paraît imprudent d'exposer la santé si chère d'un grand nombre de citoyens, et cela surtout sous prétexte d'économiser le traitement d'un inspecteur.

Je dirai plus, depuis quelques années, une boucherie de cheval est installée à Caen, et... jamais les bêtes mises en vente n'ont eu à subir l'inspection, alors que l'on peut y débiter la viande d'animaux atteints de morve, farcin, etc.

Je n'insiste pas, mais il me semble que là où des hésitations paraissent se produire, l'intervention préfectorale pourrait utilement s'exercer en vue d'engager les municipalités à prendre les mesures nécessaires à l'établissement d'une surveillance des abattoirs publics et tueries particulières dont l'art. 90 du décret du 22 juin 1882 prescrit l'obligation.

Inspection des wagons désinfectés.

Le Conseil général, dans sa session du mois d'août 1884, avait décidé qu'une inspection sérieuse des wagons servant au transport des bestiaux serait faite au point de vue de la désinfection. Nous pouvons affirmer que cette mesure a reçu sa complète exécution et qu'elle n'a donné lieu à aucune plainte contre la Compagnie des Chemins de fer de l'Ouest. Souvent, moi-même, j'ai cru devoir procéder à cette inspection, au moment des foires les plus importantes et surtout lors des grands arrivages de bestiaux dans nos pays d'herbages, et j'ai dû constater que le nettoyage et la désinfection sont opérés avec le plus grand soin.

Les sacrifices pécuniaires que la législation de 1882 impose à tous les départements devront être largement compensés, j'en suis sûr, par la diminution des maladies contagieuses , je dirai même qu'elles doivent disparaître successivement. Et d'ailleurs, ces fléaux de notre agriculture n'ont déjà plus, comme autrefois, pour les perpétuer, la crédulité, la superstition, le charlatanisme ; ils doivent compter avec la science qui certainement triomphera d'eux à bref délai.

Avant de terminer, il me reste, Monsieur le Préfet, un devoir bien agréable à remplir, c'est de signaler à votre bienveillante attention, le zèle qui a été déployé par des agents de votre administration, dans l'accomplissement de leur tâche.

L'honorable M. Guerlin de Guer, chef de la première division, nous a prêté son concours le plus actif et le plus dévoué. Saisissant, avec la plus grande lucidité toutes les questions qui se rattachent à la police sanitaire des animaux, il a toujours montré un haut intérêt à tout ce qui s'y rattache, et je puis dire qu'il a été un de nos meilleurs auxiliaires. Je dois mentionner aussi tout spécialement M. A. Varin, auquel incombe le travail ingrat de classer toutes les pièces, rapports, arrêtés , etc. , relatifs au service des épizooties. Cet employé a rempli sa tâche avec la plus louable exactitude, nous apportant ainsi un précieux concours.

Je suis heureux aussi de signaler à votre attention, deux vétérinaires qui, à des titres différents , méritent des éloges. M. Brunet, vétérinaire à Mézidon, chef-adjoint du service sanitaire , apporte le plus grand zèle dans l'accomplissement de son mandat. C'est un laborieux qui, souvent, a mis son zèle et son dévouement au service de la chose publique. Ses rapports dénotent un praticien perspicace et intelligent.

M. Boulier , vétérinaire à Lisieux , mérite une mention spéciale pour sa vaccination charbonneuse de Coudray-Rabut. Il a osé pratiquer une méthode préventive que certains de nos collègues hésitent à employer, et les résultats ont été merveilleux. Son compte-rendu est fort intéressant et trace une voie dans laquelle doivent s'engager tous les praticiens qui sont soucieux des intérêts de leurs clients et de la fortune publique.

Telles sont, Monsieur le Préfet , les observations que j'ai l'honneur de vous soumettre relativement au service des épizooties pendant l'année 1887.

Agréez, Monsieur le Préfet, l'assurance de mon entier dévouement.

ANNE.